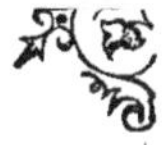

DU TÉNIA

AU POINT DE VUE DE SES CAUSES

ET PARTICULIÈREMENT DE L'UNE D'ELLES

L'USAGE ALIMENTAIRE

DE VIANDE DE BŒUF CRUE

PAR

GEORGES DUBREUIL

DOCTEUR EN MÉDECINE,

Ancien interne des hôpitaux et hospices de Rouen,
Ex-prosecteur à l'École de médecine de Rouen,
Lauréat de l'École (1862-63-64-65),
Lauréat des hôpitaux (1863-64-65),
Externe des hôpitaux de Paris.

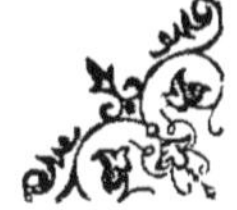

PARIS

ADRIEN-DELAHAYE, LIBRAIRE-ÉDITEUR

PLACE DE L'ECOLE-DE-MEDECINE

1869

DU TÉNIA

AU POINT DE VUE DE SES CAUSES ET PARTICULIÈREMENT

DE L'UNE D'ELLES

L'USAGE ALIMENTAIRE DE VIANDE DE BŒUF CRUE

Paris. — A. PILLET, imprimeur de la Faculté de Médecine, rue Mr-le-Prince, 31.

DU TÉNIA

AU POINT DE VUE DE SES CAUSES

ET PARTICULIÈREMENT DE L'UNE D'ELLES

L'USAGE ALIMENTAIRE

DE VIANDE DE BOEUF CRUE

PAR

GEORGES DUBREUIL

DOCTEUR EN MÉDECINE,

Ancien interne des hôpitaux et hospices de Rouen,
Ex-prosecteur à l'École de médecine de Rouen.
Lauréat de l'École 1862-63-64-65),
Lauréat des hôpitaux 1863-64-65
Externe des hôpitaux de Paris.

PARIS

ADRIEN DELAHAYE, LIBRAIRE-ÉDITEUR

PLACE DE L'ÉCOLE-DE-MÉDECINE

1869

DU TÉNIA

AU POINT DE VUE DE SES CAUSES ET PARTICULIÈREMENT
DE L'UNE D'ELLES

L'USAGE ALIMENTAIRE DE VIANDE DE BŒUF CRUE

PRÉFACE

Ce n'est pas sans réflexion que je donne à mon travail ce titre assez vague : du *ténia* et je vais expliquer pourquoi.

Si, tout récemment encore pour la grande majorité des praticiens, *ténia* et *ver solitaire* étaient deux expressions désignant un seul et même être, aujourd'hui, il en est autrement, et presque tout le monde sait maintenant que le nom *ténia* est celui d'une nombreuse famille qui compte jusqu'à 188 espèces, d'après certains auteurs ; le ver solitaire n'est que l'une d'elles.

Par bonheur, tous ces animaux ne se rencontrent pas chez l'homme ; cependant il en nourrit plusieurs, parmi lesquels se trouve le *ténia solium* ou ver solitaire et une autre espèce qui, pour nous, est vraisemblablement presque aussi commune que la précédente.

Les causes qui engendrent le premier de ces entozoaires (ver solitaire), sont le plus anciennement connues ; celle qui donne naissance au second n'était même pas soupçonnée, il y a quelques années, et elle est même encore peu connue aujourd'hui.

C'est sur elle que nous nous proposons d'attirer tout spécialement l'attention.

Nous voulons parler de la viande de bœuf crue, employée comme aliment de fantaisie ou comme médicament.

Quoi qu'il en soit, comme dans les cas que nous avons observés nous-même ou que nous avons empruntés à d'autres travaux sur ce sujet, l'examen du ver rendu n'a pas été fait la plupart du temps ; j'ai pensé qu'il serait peut-être audacieux de conclure que, dans cette circonstance particulière, l'on s'était trouvé en présence d'un *ténia* de la seconde espèce.

C'est pourquoi. étudiant les causes pouvant déterminer la présence de *ténias* très-probablement de deux espèces, nous avons mis en tête de notre thèse un titre qui traduisît bien notre réserve motivée.

Je n'ignore pas que des savants d'une grande autorité, s'appuyant sur des expériences qui pour tous n'ont pas et ne doivent pas avoir la même valeur, affirment que dans telle ou telle circonstance. c'est tel ou tel ténia qu'on doit rencontrer, mais ces études de laboratoire sont, comme nous le verrons, sujettes à contestation et les principes qu'ils en déduisent sont par conséquent de nature à exiger au moins la réserve.

J'en suis d'autant plus persuadé que j'ai lu les auteurs qui se sont occupés des entozoaires et, après avoir parcouru attentivement leurs ouvrages, où je cherchais l'explication des faits cliniques que j'avais observés, je suis demeuré dans une incertitude que je vais tâcher de justifier.

Si je ne formule pas catégoriquement mes conclusions

à la suite de l'exposé parallèle et contradictoire que je ferai de deux doctrines rivales : celle des partisans de la génération spontanée et celle des promoteurs des idées nouvelles sur la transmigration, j'espère que ma réserve sera jugée sage et nécessaire, bien qu'elle puisse paraître au moins inexplicable, quel que soit le camp auquel on appartiendra.

Mon travail se divisera donc en deux parties : la première dans laquelle je traiterai, avec les détails suffisants à mon point de vue, la question si importante, mais si obscure et si controversée du développement des helminthes à propos du ténia. La seconde où, adoptant un cadre plus restreint. je ferai l'énumération raisonnée des causes capables de déterminer la présence de cet entozoaire en étudiant tout particulièrement l'une d'elles. comme je l'ai dit plus haut, c'est-à-dire l'usage de la viande de bœuf crue.

PREMIÈRE PARTIE.

En traitant de l'étiologie du ténia, il était nécessaire, utile de parler du mécanisme, si je puis m'exprimer ainsi, de sa production ou, en d'autres termes, de son mode d'apparition.

Ce sujet d'ailleurs a fourni la matière d'une longue liste de travaux et, sans prétendre en faire l'intéressant historique, nous nous contenterons d'examiner s'ils ont abouti à des notions certaines, capables de suffisamment nous édifier sur la question que nous nous posons.

Les opinions diverses de tous les zoologistes peuvent se réduire à deux.

Les parasites se forment dans notre organisme de toutes pèces.

Les parasites nous viennent du dehors.

A la première idée se rattachent les anciens. Hippocrate, en effet, attribuait à l'altération des humeurs la naissance des entozoaires. Cette doctrine à laquelle on a donné le nom de zoopoièse et qui était, il y a quelques années encore, en honneur à Montpellier, laissait pressentir, dès son émission dans la science, la théorie de la génération spontanée dont elle n'était, pour ainsi dire, qu'une expression première, générale.

La *spontanéité* qui régna longtemps en souveraine et eut tant et de si illustres promoteurs, compte aujourd'hui de moins nombreux adeptes et les beaux travaux de Van

Beneden (1), Küchenmeister (2), de Siebold (3), Haubner (4), Leuckart (5), etc., ont conquis presque toutes les faveurs, séduit ou convaincu la plupart des esprits.

Néanmoins les fauteurs des idées nouvelles faisant peut-être trop bon marché de leurs adversaires ont-ils conclu trop vite et d'une façon trop absolue. Il suffit de lire leurs travaux pour voir qu'ils ne s'accordent pas tout à fait et que la discorde est au camp.

De plus, si MM. Van Beneden et Gervais (6) disaient avec raison : « Le plus grand reproche que l'on puisse faire à Bremser, c'est de n'avoir tenté aucune expérience pour élucider les questions, *encore obscures,* de l'histoire des vers et de n'avoir introduit dans son argumentation d'autres assertions, d'autres faits que ceux qui avaient alors cours dans la science. » Ces paroles ne pourraient

(1) Van Beneden. — Note sur des expériences relatives au développement des cysticerques.—Ann. sc. nat. zoologie, 1855. —Nouvelles observations sur le développement des vers cestoïdes.—Ann. sc. nat. zoologie, 1853.

(2) Küchenmeister. — Mémoire présenté à l'Académie des sciences avec cette devise : *omne vivum ex ovo; generatio æquivoca nulla,* 1853; on the cœnurus cerebralis of the sheep, dans the annals and magazine of the natural history. Lond., 1854.— On animal and vegetable parasites of the human body. London, 1857.

(3) De Siebold. — Art. Parasites du Handwörterbuch. — Mémoire sur les vers rubanés et vésiculaires de l'homme et des animaux. Ann. sc. nat. zoologie, 1855. — Mémoire sur la génération alternante des cestoïdes. Ann. sc. nat. zoologie, 1851.

(4) Haubner.—Journal agronomique de Hamm, 1854.

(5) Leuckart.—Parasiten und parasitismus. Archiv. für physiol. Heilkunde. Stuttgart.— Lettre relative à de nouvelles expériences sur le développement des vers intestinaux. Ann. sc. nat. zoologie, 1855.

(6) Van Beneden et Gervais.—Zoologie médicale. Paris, 1859, page 309.

plus s'appliquer aujourd'hui à tous les défenseurs de la génération spontanée et M. Pouchet a institué des expériences nombreuses que je citerai et sur lesquelles il s'appuie pour infirmer la valeur des conclusions trop positives que la nouvelle école voudrait faire ressortir des siennes.

En 1859, le savant directeur au Muséum d'histoire naturelle de Rouen, dans un remarquable ouvrage qui fera époque dans les annales de la science, a écrit un long chapitre où il soutient encore, à propos des helminthes, la théorie de la génération spontanée avec la conviction et l'esprit de judicieuses recherches que l'on retrouve dans tous ses travaux sur chacun desquels il aurait pu tracer l'épigraphe de Montaigne.

C'est en nous inspirant de ces pages si pleines de sens et d'un profond savoir que nous allons entrer dans le cœur de notre sujet.

Les vers intestinaux ont trois sources possibles, la transmission héréditaire, l'alimentation, la génération spontanée.

La première origine n'est pas admissible, bien qu'elle ait été soutenue avec éclat au commencement de ce siècle par Brera (1).

Comme pour la syphilis des nouveau-nés, le père et la mère ont tour à tour été incriminés. C'était au commencement de la fécondation que celui-là jouait son funeste rôle, pour les uns ; c'était pendant la grossesse, que celle-ci infectait le fœtus, quand il avait échappé au premier mode de transmission, le lait dans le second cas devait être le vecteur des germes parasitaires.

____

(1) Brera.—Memorie fisico-mediche sopra i principali vermi del corpo umano vivente. Creme. 1811.

Il aurait donc fallu admettre que, depuis que le monde est monde, comme on le dit vulgairement, tout animal portait en lui les œufs d'une foule de vers, et, comme l'infection n'étant pas nécessaire du moins l'hérédité était la seule cause du parasitisme, les partisans de cette idée, pour être conséquents avec eux-mêmes, devaient accorder que certains eutozoaires restaient un temps fort long *à l'état latent*, avant de manifester leur présence. — Pourquoi? Comment?

Mais nous irons plus loin : il y a des impossibilités matérielles qui s'opposent à la justification de cette doctrine. Comment admettre en effet que les œufs des entozoaires puissent être éjaculés avec la liqueur séminale puisque leurs dimensions sont supérieures à celles des vaisseaux spermatiques? De plus, le sperme a été l'objet d'une foule d'observations microscopiques et les plus forts grossissements n'y ont jamais fait découvrir un seul œuf d'helminthe.

Est-ce la mère qui, pendant la gestation, à l'époque où par l'intermédiaire du placenta, les organes circulatoires du fœtus sont alimentés par le même sang que les siens, transmet les parasites au produit de la conception? Evidemment non. Comment en effet admettre que leurs œufs absorbés puissent effectuer leur voyage à travers le fin réseau des capillaires?

Néanmoins il existe des observations authentiques, certaines, de vers chez les fœtus nouvellement nés. Le nombre de ces observations, de l'avis même de Bremser, doit évidemment être restreint, car on ne peut accorder créance à toutes ; quoi qu'il en soit cependant, il en est qui subsistent inattaquables et convaincantes pour tous ; de quelle manière alors expliquer cette infection congéniale?

Bremser (1), Burdach (2), Bérard (3), Pouchet (4) prétendent que c'est par la génération spontanée. Van Beneden et Gervais (5) rejettent l'explication précédente ; mais nous en cherchons vainement une autre dans leur ouvrage. « La mère peut parfaitement transmettre des vers au fœtus, puisque beaucoup d'espèces de parasites ont les moyens de percer les tissus. Mais, sans pouvoir encore expliquer sûrement l'arrivée de douves dans le foie d'un agneau nouveau-né, nous ne voyons cependant pas qu'il soit nécessaire de recourir à une hypothèse, car nous savons que les jeunes vers ont souvent la possibilité de pénétrer dans le corps, sans laisser de traces de leur passage, ou de se rendre d'un organe dans un autre sans léser les tissus d'une manière évidente ou du moins persistante. »

Nous prenons acte tout d'abord de cet aveu d'impuissance où sont les savants auteurs que nous venons immédiatement de citer, d'expliquer la congénitalité des entozoaires. Ils démolissent sans édifier.

Ainsi sur ce premier point M. Pouchet et son école ne sont point réfutés.

De même que la zoopoïèse était pour ainsi dire la préface de la génération spontanée, de même l'hypothèse de l'introduction des helminthes par l'alimentation telle que la comprennent Van Beneden, Kuchenmeister, de Siebold, etc., avait été précédemment préconisée à un autre point de vue par Pallas dès 1768 (6).

(1) Bremser. —Traité zoologique et physiologique sur les vers intestinaux de l'homme. Paris, 1824.

(2) Burdach.—Traité de physiologie. Paris, 1837; t. I.

(3) Bérard.—Cours de physiologie. Paris, 1848.

(4) Pouchet.—Hétérogénie, page 529.

(5) Van Beneden et Gervais.—Loc. cit., tom. II, page 207.

(6) Pallas.—De infestis viventibus intra viventia. Rotterdam, 1768.—Neu nord. Beitrœge, 1781.

A cette époque, comme aujourd'hui, c'étaient les *ingesta*
qui étaient supposés porter dans nos viscères les œufs des
entozoaires. Mais les devanciers de l'école nouvelle
n'avaient pas, comme leurs successeurs, nos contemporains,
fait des expériences à l'appui de leur idée.

Ainsi le naturaliste prussien basait ses arguments pour
la plupart sur des considérations hygiéniques, l'agglomé-
ration d'un grand nombre d'habitants dans un espace rela-
vitement petit; l'usage d'eau puisée à des réservoirs ou
des rivières aboutissants d'égouts ; la malpropreté etc....
Cherchant enfin des analogies, il prétendait que chez les
animaux de proie dont la gloutonnerie et la voracité sont
les caractères, on rencontrait plus souvent des vers que
chez les ruminants et les rongeurs qui vivant de végétaux
n'avaient leur aliments qu'après une longue et conscien-
cieuse trituration.

La plupart des causes auxquelles Pallas attribue le
développement des entozoaires ne sont qu'adjuvantes et
ne viennent guère corroborer d'une façon significative
son opinion. La malpropreté, l'encombrement n'ont pas,
que je sache, d'effet immédiat, nécessaire sur la production
des vers. On pourrait peut-être avec plus de raison leur
attribuer une foule d'autres maladies. Du reste ce savant,
reconnaissant que les œufs des vers se détruisent facilement quand ils sont privés de l'habitat nécessaire à leur
développement, diminue et annihile même l'influence
fâcheuse des eaux contenant des immondices. De plus,
contrairement à son assertion, les ruminants et les rongeurs nourrissent plus d'helminthes que les carnassiers.
Des autopsies nombreuses en font foi. Sur 20 loutres
qu'ouvrit Bremser, il ne trouva pas un seul entozoaires
54 lapins sauvages qu'il sacrifia étaient tous infecté,
sauf 4 d'entre eux ; 16 chamois sur 17, vivant dans les

glaces de la Styrie lui présentèrent des vers à l'examen nécroscopique.

Le même auteur cite une expérience de Schreiber confirmant les résultats qu'il avait obtenus : pendant 6 mois, un putois fut nourri exclusivement de vers intestinaux ou de leurs œufs dans du lait ; ce temps écoulé, l'ouverture de l'animal ne révéla la présence d'aucun helminthe.

M. Pouchet qualifie cette dernière expérience de « fondamentale » et MM. Van Beneden et Gervais prétendent « qu'elle ne prouve rien en faveur de la thèse en discussion. »

En effet, « quels vers ce putois pouvait-il contenir, puisqu'il ne recevait que du lait et des vers d'espèce quelconque ?... si Schreiber avait donné au putois sa nourriture habituelle (des campagnols ou d'autres petits rongeurs) il eut *certainement* trouvé des vers dans ses intestins. »

Cette dernière affirmation me semble tout simplement une pétition de principe, et il me semble que, quel que soit le véhicule, l'ensemencement aurait pu réussir, s'il eût été possible. Est-il donc nécessaire pour que des vers se développent dans l'intestin d'un animal, qu'ils soient expressément mélangés à sa nourriture ordinaire ? Je ne me rends pas bien compte de cette condition *sine qua non*, et je ne m'explique pas le moins du monde la fin de non-recevoir par laquelle les auteurs sus-cités repoussent les conclusions rigoureuses de cette expérience *fondamentale*, comme l'a si bien dit M. Pouchet.

Enfin, éprouvant l'embarras que d'autres après eux devaient éprouver pour expliquer par la transmission seule, la présence des helminthes dans nos organes, certains auteurs prétendirent que ceux-ci n'étaient que des vers vivant normalement dans la terre ou dans l'eau et qui, une fois

introduits dans notre corps, y subissaient divers change-
ments. Bréra (1) défendit valeureusement cette singulière
idée. Bremser le réfuta sans réplique. « Les vers en général et les vers intestinaux en particulier, n'éprouvent jamais
un pareil changement de forme, dit-il. C'est comme si l'on
prétendait qu'une coquille deviendra serpent en la retirant
de l'eau (2). »

MM. Pouchet, Van Beneden et Gervais s'accordent pour
donner raison à Bremser ; seulement, ces deux derniers
auteurs sont d'avis qu'il détruit une erreur pour en avancer
une autre, la génération spontanée. « La cause en est qu'à
l'époque où il écrivait, toutes les métamorphoses singu-
lières que subissent beaucoup d'entozoaires étaient encore
ignorées et qu'il en était ainsi pour la plupart des faits de
transmigration que possède à présent la science relativement aux mêmes parasites. Plusieurs faits, alors connus,
étaient alors inexplicables, *tandis qu'aujourd'hui on s'en
rend parfaitement compte* » (3).

Nous allons voir maintenant si ces belles promesses sont
effectives et, faisant un examen critique des travaux de
ces illustres savants, et de leurs partisans, nous pourrons con-
trôler la séduisante assertion qui se trouve exprimée dans
la dernière phrase du passage que nous venons de citer.

L'hypothèse des transmigrations, bien qu'elle ait occupé
beaucoup d'éminents observateurs et fait du chemin dans
ces dernières années, n'est point, à proprement parler, une
idée nouvelle, et, sans avoir dans un lointain passé de pro-

(1) Bréra.—Traité des maladies vermineuses ; trad. Paris, 1804.
—Memorie fisied mediche sopra i principali vermi del corpo
umano. Creme, 1811.
(2) Bremser.—Cité par Van Beneden et Gervais ; loc. cit.
poge 305.
(3) Van Beneden et Gervais ; loc. cit., page 306.

fondes racines, sans que l'on puisse compter parmi ses défenseurs des hommes aussi justement célèbres que les Buf-
fou, les Bremser, les Burdach, les Tiedman, les Treviranus,
les J. Muller, les Bérard qui forment la brillante cohorte
des combattants pour la spontanéiparité, on peut dire
néanmoins qu'environ un demi-siècle s'est écoulé depuis
l'apparition des premières recherches dont elle fut l'objet.

Un observateur danois, Abildgaard, publia vers 1781,
dans ses mémoires de la société d'histoire naturelle de
Copenhague, le résultat de plusieurs expériences instituées
pour démontrer que certains parasites vivant sur des épi-
noches donnés en nourriture à des canards, continuaient à
se développer chez ces derniers.

Plus tard, Bloch fit à peu près dans le même sens des
essais qui n'aboutirent qu'à un résultat négatif. Il conclut
que la transmigration n'existait pas, et il fut confirmé dans
sa conviction motivée par les tentatives également infruc-
tueuses de Goeze dans une direction identique.

Par un singulier retour, Crépiln, en 1829, confirmait
au contraire les conclusions d'Abilgaard, O. Fr. Muller et
M. J. Muller pêchaient des parasites libres dans les eaux
de l'Océan, et M. Dujardin en rencontrait au milieu « de
touffes de corallines. »

Voilà les ancêtres de cette doctrine ; voilà le produit de
leurs travaux très-contradictoires, on doit bien l'avouer.

Il faut arriver jusqu'à M. de Siebold qui, en 1842, trou-
vant dans le foie d'une souris le *cysticercus fasciolaris*,
reconnut par l'inspection de la couronne de crochets qu'il
était de même genre que le *tænia crassicollis* du chat. Cet
observateur s'empara de l'explication que Pallas (1) avait
donnée jadis pour faire comprendre comment les vers vé-

(1) Pallas.—De insectis viventibus intra viventia. Leyde, 1760.

siculaires n'étaient qu'un premier âge des vers rubanés, et prétendit que ce *tœnia* était hydropique. Quoi qu'il en soit, la science venait de s'enrichir d'un fait bien constaté, l'explication seule donnait peut-être prise à la critique.

La doctrine, on le voit, n'était pas encore constituée quand Van Beneden s'occupa du sujet que l'on pouvait encore comparer comme M. de Siebold le faisait en 1835, « à une terre inconnue, alors qu'on voulait renverser la spontanéiparité. Il publia son mémoire sur les vers cestoïdes ou à cotyles. Bruxelles, 1850.

L'Académie des sciences, en 1852, ayant posé comme question pour le concours des sciences physiques : faire connaître par des observations directes et des expériences le mode de développement des helminthes et leur mode de transmission, deux mémoires furent présentés. L'auteur qui eut le premier prix. Van Beneden, appliquant à propos du ténia la loi des générations alternantes de Steenstrup (1), exposa l'histoire de la vie et des évolutions de ce vers.

L'œuf de cet entozoaire introduit dans le tube digestif de l'homme éclot. L'embryon qui résulte de cette éclosion est déjà muni par la nature de crochets dont il peut se servir dans deux circonstances différentes, ou pour se fixer aux parois intestinales, alors il se développe et forme un vers rubané, un ténia adulte, proglottifère ; dans le second cas, il perfore les tissus quels qu'ils soient qui s'opposent à l'accomplissement de son voyage et se fixe dans les muscles, le cerveau ou autres organes, s'enkyste enfin sous cette seconde forme, c'est alors le cysticerque. Les œufs du ténia sortent de nos intestins, sont mangés par le cochon qui devient malade et dont les organes et les masses char-

---

(1) Steenstrup. — Generationswechsel. Copenhague, 1842.— On the alternation of generations. Londres, 1845.

nues sont bientôt criblés de cysticerques. L'homme à son tour venant à manger du porc, reçoit ce qu'il avait donné et le ténia solium se développe dans son intestin.

On voit que nous payons cher notre goût pour la charcuterie et ce serait le cas de dire avec le poëte :

> Medio de fonte leporum
> Surgit amari aliquid !

M. Kuchenmeister, qui obtint une mention honorable, avait choisi un thème moins étendu et se borna à démontrer par l'expérimentation la transformation des cysticerques en ténias.

Ces deux mémoires, succédant aux travaux antérieurs, eurent le retentissement qu'ils méritaient et donnèrent le signal de nouvelles recherches.

De Siebold qui, comme nous l'avons dit (page 20), avait préparé le mouvement, recommença une série d'expériences et eut la joie, de concert avec M. Lewald, son élève, de voir le *cysticercus pisiformis* donner naissance dans l'intestin de chiens auxquels on l'avait administré au *tœnia serrata*.

Il résulta en un mot des faits observés par les partisans de la transmigration que les cysticerques, les cœnures et les échinocoques ne sont que de jeunes ténias qui ont besoin, pour atteindre l'âge adulte, l'état strobilaire, d'émigrer chez un autre animal.

La *trichina spiralis* n'échappa pas elle-même à l'absolutisme de la loi nouvelle, et M. Herbst (1) institua des ex-

---

(1) Herbst.—Expériences sur la transmission des vers intestinaux. Société des sciences de Gœttingue, 1851. Institut, n° 956. Ann. des sciences naturelles, 1852.

périences dans le but de prouver que ce petit helminthe ne constituait pas une exception à la règle.

Je serais bien heureux pour ma part de souscrire sans restriction aux conclusions des savants illustres dont je viens, trop brièvement peut-être, vu l'importance de leurs travaux, de résumer les idées. Ma tâche serait d'abord considérablement simplifiée et j'aurais la satisfaction d'avoir sur la grande question des entozoaires une solution claire, nette et précise ; eh bien ! oserai-je le dire ? mon esprit reste hésitant et indécis. J'ai lu le beau livre de M. Pouchet (1) sur l'hétérogénie, j'ai suivi avec attention les expériences auxquelles il s'est livré en collaboration avec M. Verrier (2) ; depuis sa publication, j'ai étudié les curieux résultats cliniques de mon vénéré maître E. Leudet (3) ainsi que les savantes et consciencieuses recherches de mon ami, le Dr G. Pennetier (4) et je dirai comme lui : « Le doute est venu encore s'accroître dans mon esprit (5). »

La préoccupation constante et première des partisans de l'hypothèse des migrations est de bien établir *la résistance vitale* des entozoaires ou de leurs œufs. C'est en effet la pierre angulaire de leur édifice, et il devait beaucoup leur importer de la solidement asseoir. Les helminthes et leurs œufs ne doivent-ils pas, suivant eux, à différentes périodes de leur vie supporter les températures les plus variables : résister au froid, ne

(1) Pouchet.—Hétérogénie, 1859, pages 526 à 603.

(2) A, Pouchet et Verrier aîné.—Extrait des Comptes-rendus de l'Académie des sciences. Séance du 5 mai 1862.

(3) E. Leudet.—De la fréquence relative des diverses espèces d'entozoaires observés chez l'homme à Rouen. Déductions de cette étude et application à la théorie de la migration des vers. In, actes du muséum d'histoire naturelle de Rouen. Rouen, 1862.

(4) Pennetier.—Journ Ami des sciences. Paris, 1859.

(5) Le même —Journal de la ferme, 1866, page 199.

rien perdre de leurs attributs à la chaleur, se conserver intacts dans l'eau, subir impunément la plupart des opérations auxquelles on soumet la chair des animaux qui les portent, etc...?

Des observations rapportées par Rudolphi (1), messieurs Miran (2), Verloren (3), il semblerait résulter que des helminthes peuvent vivre pendant 11 jours environ dans le *corps d'un animal* conservé dans l'alcool; qu'ils peuvent après dessiccation être ranimés; enfin, qu'après un séjour d'une année dans de l'eau distillée soumise à toutes les variations possibles de température des ascarides furent retrouvés vivants.

Ces résultats sont à peu près admissibles, mais pour que leur valeur ne soit pas exagérée ils ont peut-être besoin d'être expliqués. On comprend à la rigueur, bien que des savants d'une autorité considérable, comme nous le verrons plus loin, l'aient nié, on comprend, dis-je, que des vers puissent vivre dans le tube digestif d'un animal mis après sa mort à l'abri de la putréfaction dans l'alcool pendant quelque temps. D'autre part, l'influence de la dessiccation eût été fatale, si elle eût été ccomplète. On n'en peut douter d'après les expériences de MM. Pouchet (4), Pennetier (5), Tinel (6), sur les animaux dits ressuscitants,

(1) Rudolphi.—Eutozoorum synopsis, page 250.

(2) Miran.—Wicgmanns' archiv., 1840, p. 35.

(3) Verloren.—Utrechtsch Genootschap van Kunsten en Wetenschappen.

(4) Pouchet. — Recherches et expériences sur les animaux ressuscitants, 1859. Nouv. exp. sur les an. pseudo-ressuscitants. (Act. du mus. d'hist. nat. de Rouen).—Lettres dans le progrès, 1853.—L'ami des sciences, 1859-1860.—Comptes-rendu de l'Académie des sciences, 1859, tom. XLIX.

(5) Pennetier.—De la reviviscence et des animaux dits ressuscitants. (Act. du mus. d'hist. nat. de Rouen).

(6) Tinel.—Union médicale, 1859. Société de biologie, 1859

anguillules, rotifères, etc... expériences qui ont établi que, contrairement aux assertions, des partisans de la reviviscence, affirmant que ces organismes pouvaient braver une température de 110° à 150°, ils ne résistent pas « une seule minute à 100° et meurent absolument bien avant que le thermomètre soit arrivé à ce degré. C'est vers 90° que les plus vivaces expirent » (1).

Quoi qu'il en soit, les helminthes et leurs œufs sont doués d'une *certaine* résistance vitale, mais qui est bien loin d'être aussi considérable que quelques auteurs ont voulu l'admettre. Et cependant (2) on a été jusqu'à dire que des œufs et des embryons de ces vers après avoir été conservés pendant 6 jours dans de l'alcool, « et avoir subi une dessiccation de 30 jours, ont été complètement revivifiés. » « Il y a plus encore : des œufs pris de vers conservés depuis assez longtemps dans l'alcool ayant été placés dans l'eau, on y a trouvé, au bout de quelques jours, des embryons vivants.

« La vie n'était pas non plus éteinte dans des œufs retirés de préparations anatomiques séchées depuis plusieurs années, ou même plongées dans l'acide chromique (3).

Le nom des savants qui avancent ces étonnantes idées et font part de ces surprenantes découvertes est assurément d'un grand poids, et il serait peut-être audacieux de réserver son opinion devant leur affirmation, si l'on ne pouvait s'abriter derrière un de leurs partisans qui sou-

(1) Pouchet.— Actes du Mus. d'hist. nat. de Rouen.

(2) Ereslani et Vella.—On the embryogony and propagation of intestinal Worms. Comptes - rendus de l'Académie des Sciences, 1855.

(3) Van Beneden et Gervais. —Zoologie médicale. Tom. II, page 312.

tient sur ce point, des idées diamétralement opposées aux leurs. M. Kuchmmeister proteste de toute son autorité contre leurs assertions, et soutient que l'alcool a sur les œufs du ténia une action infailliblement destructive et il s'inscrit en faux contre Moller qui dans la *Gazette médicale* de 1855 imprimait qu'on avait obtenu des *cysticercus cellulosæ* avec les œufs d'un *tænia solium* conservés dans de l'esprit de vin,

De son côté, M. Robin a constaté que la mort frappait en quelques heures les échinocoques, après leur sortie du l'animal qui les portait.

Ainsi que nous venons de le voir, la résistance vitale des organismes inférieurs, quels qu'ils soient, est limitée, et l'on n'est pas d'accord sur le degré de cette résistance; cependant je crois qu'il est permis de conclure des expériences des observateurs que nous avons cités, que n'est pas avec une impunité complète que ces animaux supportent des températures élevées. L'action de l'alcool et de l'acide chromique est-elle moins énergique? Si nous ne nous bornons pas à l'analogie, nous ne connaissons aucun travail qui puisse nous autoriser à répondre par l'affirmative. M. Kuchenmeister paraît néanmoins pouvoir être moins réservé que nous.

Pour être complet sur cette partie de notre sujet et après avoir déterminé à peu près dans quelle limite ces derniers représentants du règne animal résistent à la chaleur, nous devons dire un mot de l'action si controversée qu'exerce sur eux la congélation.

Un grand physiologstie, J. Hunter avait rêvé pour l'homme, comme on l'avait fait avant lui pour certains animaux, et comme on l'a fait depuis, une résistance victorieuse contre les effets de la congélation mais bientôt, hélas! l'expérimentation fit malheureusement évanouir son illusion : « Je m'étais imaginé, dit le célèbre anglais (1), qu'il serait possible de prolonger la vie indéfiniment, en plaçant l'homme dans un climat très-froid. Je m'appuyais sur cette considération, que toute action et par conséquent toute déperdition de substance, serait suspendue jusqu'à ce que le corps fût dégelé. Je pensais même que, si un homme voulait consacrer les dix dernières de sa vie à cette espèce d'alternative de repos et d'action, on pourrait prolonger sa vie jusqu'à un millier d'années, et qu'en se faisant dégeler tous les cent ans, il pourrait connaître tout ce qui aurait été fait pendant son état de congélation. Comme les faiseurs de projets, je m'attendais à faire fortune avec celui-là ; mais une expérience me désillusionna complétement. »

L'illustre anglais reconnut en effet sur des carpes que la congélation *absolue* faisait cesser la vie de la façon la plus *définitive*.

Ce qui à cette époque était vrai pour l'homme l'est encore aujourd'hui et n'est pas moins exact pour les animaux inférieurs que pour lui.

M. Pouchet (2) a démontré qu'il faut employer un froid souvent assez considérable, — 10° à — 12° pour lutter contre la chaleur physiologique des animaux que beaucoup d'entre eux résistent au froid en produisant du calorique, et qu'enfin c'était la désorganisation du sang qui était la cause initiale de la mort.

Il a expliqué les faits contradictoires qui ont été publiés en disant que les animaux en expérience n'étaient que refroidis ou *roidis* par le froid ou tout au plus superficiellement gelés.

(1) J. Hunter.—Œuvres. Paris, 1843, tom. I, page 328.
(2) Pouchet. — Expériences sur la congélation des animaux. Act. du Mus. d'hist. nat. de Rouen, 1868.

Quand on a consulté les auteurs sur l'action réelle de la chaleur et du froid sur les corps vivants, sur sa mesure; quand surtout ils apportent pour prouver leurs assertions des expériences nombreuses et soigneusement conduites, comment peut-on s'expliquer que des savants aient admis si carrément la résistance vitale extraordinaire des helmin-thes, à moins que ce ne soit peut-être pour aider au triomphe *immédiat* d'idées probablement judicieuses, mais qui ont besoin d'être contrôlées par de nouvelles expé-riences pour commander les convictions?

La répartition géographique des entozoaires a fourni de puissants arguments à tous les auteurs quel que soit le camp auquel ils appartiennent.

Les uns ont prétendu qu'il n'était pas extraordinaire de rencontrer le *tænia solium* par exemple en Abyssinie, le botryocéphale, à Genève à cause, ont-ils dit, de l'alimen-tation des habitants de ces deux pays.

Les autres ne peuvent admettre dans cette hypothèse, qu'un cours d'eau, une rivière établissent une barrière infranchissable à l'infection et que les riverains d'un côté soient atteints du ténia, tandis que ceux de l'autre présen-tent le botryocéphale, ce qui arriverait, suivant Boudin, sur les bords de la Vistule (1).

Et puis encore, à Genève, le botryocéphale est d'une fréquence extrême, pourquoi? La nourriture du Suisse est-elle donc tout à fait spéciale, et le cochon est-il exclu de l'alimentation, ou bien, par suite des conditions dans les-quelles il vit, n'est-il pas comme celui de nos pays entaché parfois de parasitisme?

A propos du botryocéphale, les partisans de la *trans-*

(1) Boudin.—Traité de géographie et de statistique médicale. Paris, 1857, tom. I. page 336.

migration sont muets sur son premier âge ; ils ne connaissent que son état strobilaire ; ils ne sont pas plus explicites sur ses migrations.

Puisque nous sommes dans les obscurités, demandons encore aux mêmes savants si la congénialité des vers intestinaux, dont nous avons parlé plus haut. n'autorise pas à douter, sinon de la réalité, au moins de l'insuffisance de leur explication ? Bremser, Ruldolphi, Fromann, Pallas, Bloch, etc... ont constaté des vers chez des petits oiseaux presque au sortir de l'œuf et encore dépourvus de plumes, chez de tout jeunes agneaux, chez l'enfant nouveau-né !

Dans tous ces cas bien avérés, c'est évidemment à une autre cause qu'à l'alimentation qu'il faut s'adresser pour arriver à saisir le mode de développement de ces parasites.

Enfin nous rappellerons comme exemple frappant du danger de vouloir violenter les faits pour que la doctrine demeure toujours vraie, l'erreur dans laquelle M. Kuchenmeister était tombé sur la nature des trichines.

Conséquent avec lui-même, il avait avancé que la trichine était le premier âge du *tricocéphalus dispar,* vers assez commun chez l'homme et qui représenterait l'âge adulte, l'état de développement complet du petit helminthe que nous venons de nommer.

Un autre partisan de l'hypothèse des migrations, Leuckart, confirma d'abord par *l'expérimentation* le fait avancé, et la doctrine avait un fait de plus pour prouver sa valeur.

Mais en regardant mieux, la vérité d'hier devint erreur le lendemain, et bientôt Leuckart lui-même et Virchow démontrèrent avec évidence que la *trichina spiralis* n'est pas l'embryon du tricocéphale et il fut établi que la première d'asexuée qu'elle était, se tranforme en passant dans l'intestin et acquiert des organes générateurs.

Avant d'arriver à l'examen critique des recherches expérimentales à l'aide desquelles les uns ont prétendu définitivement édifier, les autres détruire ou bien plutôt restreindre les prétentions anticipées de la doctrine de la transmigration, voyons comment les auteurs expliquent les moyens de transports des entozoaires et quel parcours ils suivent d'après eux, de l'intestin jusque dans les différents organes où ils se fixent.

Ce sera du reste une introduction toute naturelle à l'important chapitre qui va suivre.

Deux chemins leur sont ouverts : les lymphatiques, les vaisseaux sanguins.

Mais en admettant que ce soit l'un ou l'autre qu'ils prennent, comment pourraient-ils y entrer? les liquides pour la circulation desquels ces routes sont faites y pénètrent de l'intestin par absorption ou endosmose. Ce ne peut être ainsi que les œufs ou embryons de ténia ou autres helminthes s'y engageraient. Cette vérité n'a pas besoin de démonstration. Ils ne sont donc pas *absorbés.*

Les embryons, a-t-on dit, peuvent être doués de crochets et c'est par leur moyen qu'ils se frayent un passage ou bien à travers les tissus jusqu'à ce qu'ils trouvent « un endroit favorable » et ce peut être pour quelques entozoaires le foie, le cœur, la rate, les os même, ou bien qu'ils font irruption dans les vaisseaux.

En admettant cette explication pour quelques espèces, nous pourrions encore être embarrassés pour savoir comment celles qui sont dépourvues de crochets, comme l'ascaride lombricoïde par exemple a pu être rencontré dans une tumeur molle de l'avant-bras (Brunetta,) ou dans une fistule de la partie interne de la cuisse, (Pouchet) et pour nous borner à cet helminthe comment a-t-il effectué ce voyage?

Cependant les voies circulatoires présentent des parasites autres que des hématozoaires. Les faits que l'on en peut citer sont rares, toutefois ils sont indubitables. Ainsi tout le monde connaît l'observation de M. Andral qui trouva des hydatides dans les veines pulmonaires et le foie.

M. Wunderlich, cité par M. Leudet (1) a fait connaître un cas du même genre. Leuckart rapporte d'autre part qu'il a constaté quatre embryons d'entozoaires dans la veine porte. M. Davaine attribue à la présence du distome hépatique une embolie des vaisseaux superficiels. Cependant « Cohn, dit M. Leudet, dont on connaît le travail si consciencieux sur les maladies emboliques vasculaires, après avoir lui-même fait plusieurs expériences sur les animaux, n'est arrivé à aucun résultat et proclame la question irrésolue. »

Quoi qu'il en soit, trouver des entozoaires dans les vaisseaux sanguins, ce n'est pas démontrer leur migration par cette voie.

La Clinique, on vient de le voir, est pauvre d'exemples capables de corrober une telle hypothèse. D'ailleurs le microscope a enseigné que le calibre des vaisseaux capillaires chez l'homme variait de 0,005 à 0,006 de millimètre et l'on sait que les œufs de beaucoup d'helminthes ont un volume bien plus considérable ; ceux des ténias, par exemple, mesurent de 0,020 à 0,080 de millimètres Comment alors veut-on admettre leur passage par le réseau capillaire du foie et du poumon ? et il faudrait pourtant qu'il soit possible pour que l'hypothèse soit admissible.

De plus, si MM. Delafond et Gruby, Valentin, Schmitz, Vogt, Remak, Mayer, Berg, Creplin, de Siebold, Joly, etc. ont trouvé tour à tour plusieurs helminthes dits hémato-

____

(1) Leudet.—Act. du Mus. d'hist. nat. de Rouen, 1862.

zoaires, appartenant, il est vrai, presque tous au genre filaire, dans les vaisseaux sanguins des mammifères, des reptiles, des poissons, nous nous demandons pourquoi on y a si rarement, si exceptionnellement rencontré les œufs ou les embryons des entozoaires, s'il était vrai que le sang fût leur véhicule ordinaire?

Gruby a découvert un hématozoaire de de 0,0040 de millimètres, pourquoi d'autres n'auraient-ils pas trouvé aussi des œufs de ténia qui sont beaucoup plus volumineux?

Plusieurs autres savants modernes s'inspirant sans doute des expériences de Herbst (1) admirent la migration des vers par le système lymphatique ; c'est ainsi que Zencker croit à la possibilité du transport des trichines par cette voie. M. Virchow est d'accord sur ce point avec le savant professeur. Enfin Stich (2) ayant trouvé le cysticerque dans des ganglions lymphatiques de malades infestés on serait peut-être autorisé à supposer que c'est par ce chemin que les entozoaires se répandent dans les différents organes, mais on voit combien peu nombreux sont les cas que l'on pourrait citer en faveur de cette hypothèse.

Par conséquent, nous croyons sage de conclure que nous ignorons complétement comment et par où les helminthes se répartissent dans les différents sites où nous les rencontrons.

Il reste donc une obligation nouvelle aux partisans et ardents promoteurs de la transmigration, c'est de nous indiquer clairement ses moyens et sa voie, d'autant mieux que la Clinique ne vient en aucune façon jusqu'à présent,

---

(1) Herbst.—Le système lymphatique et ses opérations. Gættingue, 1844 (en allemand).

(2) Hich.—Annalen der charité. Krankenhauses. 1854.

on vient de le voir, éclairer l'épaisse obscurité qui recouvre
ce point de physiologie pathologique.

Alors sans doute, nous pourrons nous expliquer la présence des vers vésiculaires dans la cavité pectorale, dans
le cerveau, la moelle épinière, le foie, dans l'intérieur du
tibia (Cullerier). Il nous sera bien facile de comprendre la
présence d'entozoaires dans les yeux aussi bien chez différents animaux que chez l'homme.

A l'époque où nous vivons, nous assistons à la transformation remarquable que subit la médecine. On veut à tout
prix qu'elle devienne une science.

Depuis Hippocrate, les vérités qui la constituaient étaient
dues à l'observation; aujourd'hui, à ce premier moyen,
est venu s'en joindre un autre. C'est à l'expérimentation
qu'on est tenté d'avoir recours pour expliquer les faits ac-
quis par les devanciers et en découvrir d'autres.

« La médecine scientifique que je suis chargé de vous
enseigner n'existe pas, disait cette année, M. Claude Ber-
nard à l'ouverture de son cours au Collége de France, la
seule chose qu'il y ait à faire c'est d'en préparer les bases
pour les générations futures, c'est de faire la physiologie
sur laquelle cette science doit s'établir plus tard. »

C'est en ces termes que le savant professeur trace un
programme qu'il suit lui-même avec tant d'éclat et que
d'autres maîtres font aussi leurs efforts pour remplir.

Si, dans l'introduction à ses Leçons cliniques(1), Trousseau
disait à ses élèves : « De grâce un peu moins de science, un
peu plus d'art, Messieurs. » Le professeur Béhier lorsqu'il
prit possession de la chaire de clinique de l'Hôtel-Dieu
a réagi sensiblement contre cet appel dans sa belle leçon
d'ouverture et demandait un peu plus de science.

____

(1) Clinique. Introduct., page 51. 1865.

Son brillant collègue de la Charité, M. Sée, après avoir inauguié comme professeur de thérapeutique la doctrine physiologique et expérimentale, suit, dans la nouvelle chaire qu'il occupe, la ligne qu'il s'était précédemment tracée et fait des excursions journalières dans le domaine des sciences physiques et chimiques pour arriver à la solution des problèmes que le clinicien peut être mis, à chaque instant, en demeure de résoudre.

Convaincu nous aussi comme nos illustres Maîtres que, sans dédaigner l'observation, bien loin de là, pour élucider certaines questions et celle qui nous occupe entr'autres, « La partie expérimentale est seule fondamentale. (1) » Nous avons étudié attentivement les expériences des promoteurs de la doctrine de la transmigration, MM. Kuchemeistes, Van Beneden, de Siebold, Leuckart, etc... Nous avons fait bien souvent allusion à ces expériences depuis le début de notre travail, le moment est venu de les examiner de plus près encore.

Disons le tout d'abord. nous croyons inutile pour atteindre le but que nous nous proposons, de transcrire toutes celles qui servent de base à la doctrine nouvelle, nous nous contenterons de résumer celles qui ont trait tout spécialement au ténia et par lesquelles leurs auteurs se proposent de démontrer qu'il se développe chez nous par l'alimentation.

C'est dans les Annales des sciences naturelles de 1855 que M. Kuchemeister publia les résultats qu'il avait obtenus.

Il donna à une femme condamnée à mort et à son insu : 1 *cysticercus tenuicolis*, vingt heures après 6 *cysticercus pisiformis, dépouillés de leur vésicule caudale* et enfin à

____

(1) Pouchet.—Hétérogénie ; préface, page 7.

plusieurs reprises différentes, 12, 18, 15; puis 12 et 18 *cysticercus cellulosæ*. Quarante-huit heures après la mort; l'autopsie révéla dans le duodénum 4 jeunes ténias de 4 à 8 millimètres de longueur et ressemblant au *tænia solium* 6 autres ténias dépourvus de crochets furent trouvés dans l'eau de lavage des intestins.

Ces conclusions qu'il tira de cette expérience furent les suivantes :

« 1° Le *cysticercus cellulosæ* est le scolex du *tœnia solium* de l'homme.

«2° L'infection de l'homme par le *tœnia solium* est produite, comme tous les autres phénomènes du même genre, par l'ingestion de cysticerques.

«3° Cette ingestion peut se faire à notre insu, comme je l'avais avancé dans mon Mémoire présenté à l'institut pour le concours de 1853, et dans mon ouvrage sur les cestoïdes publié en allemand à Zittau, en 1853.

« 4° Les réglements de police relatifs à l'hygiène publique doivent être modifiés en ce qui concerne la viande infectée de cysticerques. »

M. Leuckart expérimenta de son côté sur deux individus, dont le premier était voué par sa maladie à une maladie prochaine, et dont l'autre se vendit à prix d'argent; enfin sur un troisième qui s'offrit de bonne volonté.

A chacun des deux premiers il donna environ 12 scolex tirés d'un porc rendu ladre artificiellement par l'ingestion de *proglottis* de *tænia solium*.

L'un, phthisique, mourut deux mois après l'expérience, à la suite d'une diarrhée intense. A l'autopsie, pas de traces de cestoïdes.

L'autre qui survécut à la maladie de Bright ne présenta dans ses selles aucun proglottis, bien qu'elles eussent été

soigneusement examinées et qu'on lui eût administré de fréquents purgatifs.

Le troisième ingéra le 20 août 4 cysticerques de 9 mill.
et *débarrassés de leur ampoule.* Depuis le 25 octobre des
proglottis furent retrouvés dans les selles à différentes reprises ; un mois après, le konsso lui fit rendre les derniers
vestiges de son parasite et deux tœnias de 2 m. 50 furent
expulsés.

Remarquons, sans nous y arrêter, les conditions auxquelles s'astreignent les expérimentateurs, conditions qui ne se
trouvent pas dans les opérations de la nature. Ils débarras-
sent les cysticerques de leurs vésicule caudale. C'est peut-
être pour avoir failli à cette mesure que, sur deux sujets
mis en expérience par M. Leuckart, il n'eut aucun résultat
tandis que chez le troisième, pour lequel il s'était conformé
à ce petit artifice probablement indispensable, ses prévi-
sions se sont trouvées réalisées.

M. Leuckart néanmoins explique autrement son insuccès
dans le premiers cas et c'est à la diarrhée de son malade,
durant les derniers jours de sa vie, qu'il l'attribue. Il ne
dit pas comment son entreprise a de nouveau échoué chez
le second sujet.

Quoi qu'il en soit, on ne peut nier que ces deux faits ne
soient en résumé convaincants lorsque toutefois on les
considère isolément.

Mais quand on prend connaissance des expériences de
MM. Pouchet et Verrier, le doute naît.

Lorsqu'on lit en effet chez les auteurs dont nous venons
de rapporter deux expériences, que le *cœnurus cerebralis*
qui se rencontre chez le mouton se développe en *tænia
serrata* dans l'intestin du chien et qu'on voit les observateurs du Muséum de Rouen, après avoir pris une foule de
précautions que ne prennent pas toujours leurs contra-

dicteuis, c'est-à-dire compter scrupuleusement les scolex administrés, s'assurer autant que possible de leur vitalité parfaite et les administrer en une seule fois afin que rien ne soit subordonné à une appréciation d'une rigueur douteuse ou involontairement complaisante, obtenir des résultats différents ou incomplètement mentionnés par leurs adversaires, je le répète l'esprit est incertain.

Ainsi M. Pouchet (1) « administra à une levrette une centaine de cœnures de mouton. Ce chien ayant été sacrifié deux mois après, on ne trouva dans ses intestins que deux *tœnia cucumerina* de cinquante centimètres de long. »

« Le même jour, un chien de forte race avala aussi cent cœnures provenant de la même vésicule que ceux de l'expérience précédente. Cet animal fut tué au même moment que l'autre. On ne découvrit dans son intestin qu'un seul *tœnia serrata* de vingt-centimètres de longueur et un autre tout petit ayant seulement douze millimètres. »

« Le résultat de ces deux expériences doit être considéré comme absolument négatif.

« Les deux ténias que présenta chacun de ces chiens s'explique par la fréquence de ces helminthes dans l'espèce canine.

« On ne peut admettre en effet, que le même cœnure puisse produire deux espèces d'entozoaires absolument différents, le *tœnia cucumerina* sur un chien et le *tœnia serrata* sur un autre. Et, d'ailleurs, si ces animaux fussent provenus de la double expérience, non-seulement leur espèce eût été identique, mais encore ils eussent été beaucoup plus nombreux et l'on ne remarquerait pas en eux

(1) Pouchet.—Ann. du Mus. d'hist. nat. Rouen, 1862, pag. 88.

l'énorme différencede taille qui existait sur ceux de bien
des chiens sacrifiés.

« En effet, dans ces expériences, après deux mois, nous
trouvons un ténia qui n'a que douze millimètres de longueur tandis que l'autre arrive à vingt centimètres. L'un
est énormément trop petit pour provenir de l'expérience,
et le grand lui-même est loin d'avoir une taille suffisante.
Il est des deux tiers moins long que ceux que nous avons
rencontrés dans des expériences qui, cependant n'avaient
pas eu la durée du tiers de celle-ci. »

Dans d'autres circonstances, cet habile expérimentateur
« récolta plus qu'il n'avait ensemencé. » « Nous donnâmes
dit-il, 100 têtes de cœnures à manger à un jeune chien pris
à la mamelle et soigneusement séquestre dans notre laboratoire. L'ayant tué vingt jours après, nous rencontrâmes dans
son intestin 237 ténias, dont la taille variait de 4 millimètres
à 60 centimètres. Résultat doublement renversant, puisque
nous trouvions 137 ténias de plus que nous n'en avions
ensemencé ; et qu'ayant donné des scolex de la même vésicule et du même développement, après vingt jours seulement, nous trouvions l'inexplicable différence de taille de
4 millimètres à 60 centimètres. »

On voit ici l'importance, pour bien apprécier ce résultat,
d'avoir donné les scolex en une seule fois, après en avoir
noté exactement le nombre.

Enfin MM. Pouchet et Verrier aîné ne parvinrent jamais
en donnantà de jeunes moutons des anneaux de *tœnia serrata*
à développer chez eux le tournis malgré qu'ils les eussent
gardés bien longtemps (4 mois) après l'époque à laquelle
ordinairement se développe chez eux le tournis (15 ou 20
jours).

Ainsi, il résulte de ce qui précède que les naturalistes
du Muséum de Rouen, en suivant la voie de l'expérimen-

tation n'ont pu arriver à des conclusions conformes à celles de leurs adversaires. Leurs résultats furent tantôt négatifs, tantôt inattendus ou extraordinaires ou incompréhensibles.

Depuis la publication de ces travaux MM. Pouchet et A. Verrier ont déterminé chez de jeunes moutons de bien singuliers désordres mentionnés dans une curieuse expérience insérée par mon ami le docteur G. Pennetier dans le Journal de la Ferme et des maisons de campagne, 31 mars 1866.

Nous la transcrirons ici textuellement : « Ayant choisi dans un troupeau de deux cents moutons quatre petits encore à la mamelle, ils leur administrèrent des fragments de ténias que Küchenmeister s'était procurés sur des chiens nourris avec des cœnures et déterminèrent chez eux une inflammation des membranes du cerveau. Ils tombèrent malades du douzième au quatorzième jour, et moururent du vingtième au vingt-cinquième. A l'autopsie, ils trouvèrent indépendamment des lésions de la méningite, de nombreux sillons à la surface du cerveau, dans le tissu du cœur et du foie. Ces sillons, dont les parois étaient formées par des tissus fortement enflammés, avaient 1 millimètre environ de diamètre, et contenaient de très-nombreux globules extrêmement ténus et dépourvus de toute espèce de crochets. »

Le simple exposé de ces expériences contradictoires suffit je crois à expliquer l'incertitude de notre esprit sans qu'il soit besoin pour la motiver encore de faire ressortir les dissentiments qui séparent sur une foule de points les défenseurs de la même doctrine, celle des migrations.

Nous avons eu occasion chemin faisant, d'en signaler quelques-uns, nous ne rapporterons pas les autres.

Enfin M. Davaine dit : « que la question de l'identité du scolex du cysticerque ladrique et du *tœnia solium* armé n'est point encore résolue et qu'elle attend encore une saine critique et de nouvelles recherches. »

Nous généraliserons volontiers le sens de ces dernières lignes et nous croyons qu'il serait prématuré et peu rationnel de tirer des travaux des naturalistes des conclusions définitives, quel qu'en soit le sens, relatives au ténia et à l'histoire de son évolution.

DEUXIÈME PARTIE

ÉTIOLOGIE.

Je ne sais plus trop quel ancien a écrit que nous absorbions tous nos maux par la bouche. Cet espèce d'aphorisme est assurément confirmé par une prodigieuse quantité d'exemples ; et sans parler des *circumfusa*, les *ingesta* qui nous fournissent les moyens de réparer les pertes incessantes de notre organisme sont susceptibles d'introduire en nous les germes d'une multitude effrayante de maladies.

Ce ne serait pas, j'en suis bien sûr, sans difficulté que l'on tenterait de ne mettre sur sa table que des mets exempts de parasites ou germes de parasites capables de grandir ou de se développer dans le tube digestif comme en un terrain favorable et de nous punir bientôt après de la peine du talion en nous mangeant à notre tour.

La viande de boucherie : bœuf, mouton, cheval, porc ; les animaux de basse-cour, oie, canard, pintade, dindon, faisan, etc...; certains poissons aussi : turbot, barbue, etc..., enfin le lapin, le chevreuil, pour abréger la liste, sont tous porteurs de plusieurs entozoaires.

Les végétaux même ne sont pas à la rigueur innocents

de certains méfaits et l'on a attribué tout spécialement à l'usage des fraises la présence de quelques vers.

L'eau qu'un auteur de l'antiquité appelait « la meilleure des boissons, » doit être soumise à des opérations spéciales comme la filtration pour mériter cet éloge et l'on a pu voir le rôle important que plusieurs savants lui ont attribué dans la production des helminthes lorsqu'elle était bue telle que la nature nous la donne.

En réfléchissant à ce parasitisme pour ainsi dire universel et au nombre relativement petit des accidents qui lui sont imputables, on serait tenté de croire qu'il constitue une loi à laquelle obéit le monde des êtres organisés.

Cette croyance serait le plus souvent erronée, car la pathologie nous apprend que ce n'est pas toujours impunément que nous donnons asile à certains entozoaires, au ténia entr'autres.

Dans les premières pages de notre travail, nous avons examiné les travaux qui tour à tour ont apporté leur contingent de lumière aux praticiens, dans le but de leur expliquer le mode d'action des causes dont ils avaient observé l'effet chez leurs malades. Ceux-ci avaient observé, les autres ont tâché d'expliquer les faits observés.

Maintenant, profitant des résultats de l'expérimentation et des connaissances cliniques, nous allons étudier l'étiologie du ténia.

Mais il importe tout d'abord de faire remarquer que le médecin ne peut pas toujours arriver à découvrir l'origine du mal.

Ainsi *la viande de porc* a de tous temps été incriminée. Dans les siècles passés on avait pour ainsi dire peur d'y goûter. La loi ne le défendait-elle pas ? Personne n'ignore qu'aujourd'hui même certains peuples l'excluent de leur alimentation. L'importance de cette cause a donc pour elle la sanction d'une longue suite d'années et, il faut bien le dire, d'un grand nombre des faits.

La ladrerie, qui donne à la chair du cochon sa fâcheuse propriété, est encore très commune de nos jours, bien qu'elle le soit à un moindre degré qu'autrefois à cause des progrès de la science. C'est pour cela que chaque fois que l'on parle de l'étiologie du tœnia, la maladie de la race porcine se trouve toujours placée au premier rang.

Néanmoins on rencontre des individus porteurs de ce parasite et qui ont horreur de la charcuterie dont ils ne mangent jamais. On en voit d'autres qui font de cet aliment leur nourriture habituelle et qui sont indemnes de toute affection. Comment cela peut-il se faire ? La réponse à cette demande se trouve en partie dans tous les ouvrages qui traitent de la question et la diversité du résultat est facilement expliquée par la qualité différente de la bête, par les préparations variées et plus ou moins appropriées que l'on fait subir à sa chair. Quand elle est crue ou simplement fumée, les germes qu'elle contient ont de grandes chances de conserver toute leur faculté de développement. Si au contraire elle est bien cuite — serait-elle malsaine — on pourrait peut-être la manger impunément.

On comprend donc comment, en faisant du porc la base de son alimentation, on peut échapper aux maladies qui altèrent la santé des autres dont le régime est cependant identique au sien.

Mais ce qu'on ne s'explique pas, si l'on se borne à considérer isolément la ladrerie du porc comme cause unique de production parasitaire, c'est pourquoi les sujets qui s'en abstiennent rigoureusement sont aussi très fréquement infestés.

Un peu plus loin, nous tâcherons de combler cette lacune en démontrant qu'un autre genre d'alimentation très-répandu, donne la clef de tous ces mystères cliniques et que le médecin doit rechercher bien des fois ailleurs que dans l'usage du porc l'origine de l'entozoaire dont il doit débarrasser son malade.

Nous ne nous étendrons pas davantage sur ce premier point. Nous croyons d'ailleurs qu'il est au moins inutile et en dehors de notre sujet de parler des signes auxquels on reconnait la maladie du cochon. M. Delpech (1) a consacré à cette importante étude plusieurs pages de son mémoire et nous y renvoyons ceux qui seraient désireux d'étudier la question.

A son tour, *l'alimentation végétale* a été soupçonnée de porter en nous la graine des entozoaires, bien que les chartreux qui ne se nourrissent que de légumes et de plantes diverses soient exempts, dit-on, de toute maladie parasitaire viscérale.

Ainsi notre savant maître, Leudet (2) dit que le mode d'alimentation de ses malades était surtout végétal et il cite l'observation d'une femme qui après un long séjour dans ses salles pour une affection du cœur, dont elle mourut, lui présenta à l'autopsie, des cysticerques dans le cerveau et les muscles ; elle lui avait néanmoins assuré qu'elle ne se nourrissait que de végétaux et elle lui demandait toujours des aliments de cette espèce, ce que l'on observe du reste fréquemment, ajoute-t-il, chez les femmes de notre classe ouvrière.

On lit de plus dans le traité élémentaire de pathologie interne de Monneret (tom. I, p. 585). «On a cru que l'usage... des légumes, des fruits et des aliments qui donnent beaucoup de résidus les occasionnait (les ténias). »

(1) De la ladrerie du porc au point de vue de l'hygiène privée et publique. Paris, 1864.

(2) Leudet.—Loco citato.

Il est certain, comme je l'ai déjà dit, qu'on rencontre souvent chez les herbivores, bœuf, veau, mouton, une grande quantité d'entozoaires. Pour rendre compte de ce fait, on a prétendu qu'ils paissaient l'herbe souillée par les excréments du chien nourrissant le ténia par exemple, ou par les eaux sales des mares infectes dont on l'arrose parfois.

Nous n'entrerons pas dans les détails de cette explication, nous la trouvons encore bien vague malgré son apparente précision.

L'élevage des bestiaux qui constitue l'industrie presque exclusive de l'Islande et les habitudes peu hygiéniques de ses habitants, ont fourni les moyens d'exposer le mécanisme de la production du ténia et des échinocoques chez les troupeaux et chez l'homme. Mais beaucoup de peuples sont plus soigneux de leur personne que les Islandais; il en est beaucoup qui ne comptent pas de deux à cinq chiens par maison et qui ne se contentent pas de confier à la langue de cet animal le nettoyage de leur vaisselle, enfin ils ne poussent pas tous l'attachement jusqu'à lui donner une partie de leur lit, outre qu'ils le nourrissent autrement que de têtes de mouton, de poumons ou de foies de bestiaux.

Par conséquent, il faut bien reconnaître l'impossibilité de donner la raison dans tous les cas et avec les idées généralement admises de la présence des helminthes chez les herbivores. Il en est de même chez les hommes qui, pour obéir à leurs vœux ou satisfaire leur goût, ne font pas usage d'aliments empruntés au règne animal.

Quoi qu'il en soit, le fait existe et il faut bien espérer qu'un jour ou l'autre son explication ressortira satisfaisante à tous égards des travaux des savants éminents qui s'occupent de la question.

Jusqu'à une époque très voisine de nous, au cochon

presque seul, parmi les animaux qui servent à notre alimentation, était réservé le privilége de susciter une foule de travaux scientifiques ; naturalistes et médecins se sont tour à tour occupés et s'occupent encore, aujourd'hui, de ses mœurs pour les améliorer, de ses maladies pour les prévenir, au grand profit de la santé publique.

Rien ne manque à sa triste célébrité : un poëte comique de l'antiquité, Aristophane, a fait mention dans ses vers de la maladie qui le rend parfois dangereux ; des législateurs n'ont pas dédaigné, on le sait, de proscrire l'usage de sa chair.

Aujourd'hui, le *bœuf* à un moindre degré, il est vrai, en tant qu'animal de boucherie, commence à préoccuper l'esprit de quelques savants.

Depuis longtemps déjà, les entozoaires de cet animal sont connus, mais les praticiens ne supposaient pas qu'ils pussent, en passant dans le tube digestif de l'homme, y occasionner le ténia. L'histoire naturelle ne les avait pas bien édifiés sur cette transmigration. Certains auteurs, tels que Van Beneden et Gervais. Moquintandon avaient bien affirmé qu'il nourrissait quelquefois le *cysticercus cellulosæ* mais d'autres l'avaient nié et parmi ces derniers se trouvait Davaine.

Quoi qu'il en soit, on ne connaissait pas chez le bœuf d'autres cysticerques pouvant donner naissance au ténia chez l'homme. Cobbold avait bien représenté dans son ouvrage sur un cœur de veau le *cysticercus* du *tænia mediocanellata*, mais jamais, que je sache, on ne l'avait rencontré chez le bœuf et s'il était tout naturellement permis d'y supposer son existence, on était loin de pouvoir l'affirmer.

Il était réservé à la Clinique de démontrer que la viande de bœuf et de veau développait comme celle de porc dans nos intestins, un ténia.

Il y a quelque temps, en effet, une femme du service de M. Potain, à Necker, atteinte de ténia rendit la tête de ce ver ; elle fut reconnue pour celle d'un ténia *medio canellata,* par M. Hallez, interne des hôpitaux. M. Lacaze Duthiers confirma bientôt son opinion.

Une particularité que M. Potain dit avoir remarquée, c'est que les ventouses qui entourent la tête s'allongeaient en cornets. Il est très-rare que la vie persiste aussi longtemps chez le ténia après sa sortie de l'intestin.

D'abord on ne sut à quelle cause assigner la présence de ce vers, mais, à force de recherches, on finit par découvrir que la malade qui le portait mangeait très-souvent du *cœur de veau* à peine cuit.

De plus, M. Hallez a enrichi la collection de la Sorbonne d'un échantillon du *ténia médio canellata* rendu par un homme qui avait mangé en grande quantité et cru du boudin fait de *viande de bœuf* venant de je ne sais plus quel pays.

Mais déjà, en 1851, Weisse, médecin de l'hôpital des enfants de Saint-Pétersbourg (1), ayant eu l'idée de traiter la diarrhée de ses petits malades par une sorte de compote de bœuf cru, apprit au monde médical que tout en ayant beaucoup à se louer de la médication, il lui avait découvert un sérieux inconvénient, celui de donner souvent naissance au ténia.

L'âge des malades affectés, ordinairement exempts de ce ver, ne permettait pas de douter que ce ne fût bien le médicament auquel on dût réellement imputer sa présence.

L'emploi de la viande de bœuf crue comme moyen thérapeutique a bientôt fait fortune et beaucoup de praticiens la prescrivent, non-seulement dans les entéro-colites con-

(1) Journal für Kinderkrankheiten. Tom. XVI. 1851.

sécutives au sevrage comme Weisse, mais encore dans beaucoup de diarrhées chroniques, comme nous avons **vu** M. Leudet l'employer avec succès.

En ce moment même, dans le service de M. Bouchut, médecin de l'hôpital des enfants malades, nous sommes témoin de résultats presque merveilleux dus à son emploi. Le savant médecin l'ordonne concurremment avec les alcooliques et le beurre salé à des petites filles qui présentent des signes plessimétriques et stéthoscopiques évidents de tuberculisation pulmonaire avancée et, sous l'influence de ce traitement, auquel il joint d'autres moyens s'adressant spécialement à la lésion, il obtient le plus souvent une amélioration de l'état général. Les malades engraissent même d'une façon étonnante en quelque temps.

Jamais, que je sache, aucune de ces petites filles n'a rendu un seul anneau de ténia, bien que j'aie pris des mesures pour que les filles de salle recherchassent avec soin leur présence dans les garde-robes.

C'est que probablement la qualité de nos bœufs est bien supérieure à celle des bœufs qu'on élève en Russie.

Nous avons cependant appris de notre ami, le Dr E. Thierry, que M. le professeur Hardy avait observé plusieurs cas de ténia chez des enfants soumis au traitement du Dr Weisse.

Ce qui est beaucoup moins connu que l'utilité du bœuf cru dans certains cas pathologiques, c'est l'usage *très-fréquent*, nous ne craignons pas de le dire, qu'on en fait journellement dans l'alimentation pour satisfaire à une appétence particulière et quelquefois impérieuse.

Depuis longtemps, on voit dans les auteurs des exemples nombreux et étonnants de goûts bizarres et parfois dégoûtants dont ils ont eu connaissance.

Sans parler de ces femmes chlorotiques ou en état de

gestation dont l'histoire est déjà ancienne et qui mangèrent l'une 20 livres de poivre (Roderic), l'autre, durant sa grossesse, 1,400 harengs salés (Tulpius) ; il en est dont les goûts se rapprochent un peu de celui que nous voulons mettre en relief. Ainsi Langius rapporte l'histoire d'une femme qui, désirant manger de la chair de son mari, le tua, assouvit avec empressement son criminel appétit et sala ce qu'elle ne mangea pas, séance tenante, pour faire durer son singulier plaisir.

Une dernière enfin obséda tellement son mari qu'il obtint du boulanger qui le fournissait que sa femme, à deux re prises différentes, lui mordît l'épaule. Il y eût consenti une troisième fois que peut-être les exigences de la cliente eussent augmenté avec les bontés du fournisseur et qu'elle eût, un beau jour, enlevé un morceau de la chair qu'elle trouvait, paraît-il, si savoureuse.

Sans parler, dis-je, de toutes ces bizarreries, j'ai par de-vers moi un grand nombre d'observations qui établissent la fréquence d'une manie comparable aux excentricités que nous venons de rappeler d'après les vieux auteurs : celle de manger, de se nourrir presque de viande crue.

Elle se distingue cependant des cas de malacia que nous avons cités en ce que ce n'est plus seulement chez des femmes qu'on la rencontre, mais chez des individus des deux sexes et de tout âge et de tempéraments différents.

Il n'est presque pas une seule personne que j'aie inter-rogée à ce sujet qui ne m'ait avoué une appétence de cette espèce ou au moins appris qu'elle connaissait des gens qui, par goût ou pour se conformer à certaines lois prétendues hygiéniques, élaborées, la plupart du temps, dans la loge du concierge, l'échope de la fruitière, ou devant le comp-toir du marchand de vin, ou bien dans des lieux moins vul-gaires (tout le monde n'est-il pas médecin), mangeaient la viande telle qu'elle sortait de l'étale du boucher, quand ils attendaient même pour la dévorer qu'ils eussent franchi le seuil de sa porte, comme il m'a été donné de l'observer.

La saine prescription d'une thérapeutique raisonnée est, on peut du moins le supposer, l'origine de cette pratique aveugle.

En effet, les médecins ayant obtenu de bons effets de la viande crue dans des conditions déterminées, vite le monde, quelquefois séduit par les remèdes qui ne sortent pas de l'officine du pharmacien, s'empare du nouveau médicament qu'il peut, croit-il, manier impunément, et l'on voit le père de famille manger de la chair crue, en donner à sa femme, à ses enfants, en leur affirmant *que c'est très-sain.*

Comme, par exemple, un bijoutier de la capitale qui, dans le but de fortifier toute sa famille, lui fait tous les jours avaler des biftecks crus. Les ouvriers qu'il a chez lui imitent, bien entendu, leur patron et se mettent parfois à ce régime, non-seulement sans répugnance, mais *avec plaisir*, ainsi que l'un d'eux me l'apprenait.

Un négociant de Paris, que ses occupations forcent souvent de prendre ses repas hors de chez lui, me racontait dernièrement que, dans un restaurant qu'il fréquentait de temps en temps, il avait rencontré à différentes reprises un monsieur dont la venue était redoutée par les habitants de la maison, on va le comprendre.

Son déjeûner, qu'il avait soin de commander à l'oreille du garçon, se composait invariablement d'une demi-douzaine de rognons de mouton qu'il mangeait sans préparation.

A l'étonnement qu'excitait tout d'abord chez ses voisins ce gourmet d'un nouveau genre, succédait bientôt un profond dégoût quand on le voyait s'abandonnant tout entier aux délices de son mets étrange, ne pas prendre même le temps d'essuyer le sang qui lui coulait des lèvres et souillait sa figure.

Etait-ce la frénésie ou la conviction d'améliorer sa santé qui dictait à cet individu le menu de son repas? je l'ignore; mais combien voit-on de gens qui, imbus des idées hygiéniques que j'ai signalées plus haut, boivent à pleine rasade le sang de bœuf ou de veau fumant encore et qui s'imposent des sacrifices de toutes sortes pour avaler aux abattoirs le souverain breuvage.

Nous faisons, bien entendu, une classe à part de ceux qui s'imposent le devoir d'obéir aux conseils de quelques rares médecins qui croient à l'efficacité du remède.

J'ai vu une femme qui, tous les jours, mangeait un bifteck et qui, tous les jours, obtenait de la gracieuseté de celui qui la servait une petite languette de viande qu'elle avalait sur place, à la stupéfaction des autres chalands.

Un de mes collègues et amis du service de M. Bouchut m'a fait part bien des fois de ses observations gastronomiques se rattachant à mon sujet.

Le mouton, suivant lui, à certains moments de l'année, au printemps et durant quelques mois de l'été, a, paraît-il, une saveur spéciale quand il est cuit, alors il se mange cru ; il en est de même du filet de bœuf.

A Lyon, où tout dernièrement il se trouvait, il a vu un garçon boucher qui se tenait la bouche ouverte pour engloutir le sang d'un veau qu'il venait de saigner.

Dans la même ville, il existe deux restaurants appartenant à un propriétaire unique qui leur a donné le même nom, *Le Rosbif*. Ces établissements jouissent, paraît-il, d'une certaine réputation et ne sont fréquentés que par la classe aisée. Eh bien! on y sert aux nombreux clients un plat très apprécié, c'est le *filet à la Hottentote*.

Ce mets est tout simplement du filet de bœuf cru, haché menu et assaisonné d'échalottes et de différentes épices, auxquelles quelques habitués ajoutent, suivant leur goût, du vinaigre ou de l'huile.

La viande crue compte, on le voit, beaucoup d'adorateurs, puisqu'elle figure même sur la carte de restaurants renommés, et je crois qu'il serait insensé de croire que Paris et Lyon sont les seules grandes villes où cette habitude est répandue.

Enfin, tout dernièrement encore, j'ai été témoin de la douleur d'une petite fille de quatre ans : on venait de lui ôter des mains une tranche de bœuf crue qu'elle avait à moitié dévorée, tandis que son père causait dans la rue à un camarade qu'il avait rencontré. Cette habitude lui avait été donnée par ses parents.

Je me bornerai pour le moment à ces cas que je pourrais beaucoup multiplier.

Les sujets dont je viens de parler ont de nombreux imitateurs qui dérogent peut-être un peu, du moins en apparence, aux habitudes de leurs prototypes, mais qui néanmoins s'y conforment en réalité.

C'est parmi ces derniers qu'il faut classer tous les individus qui font voir seulement le feu à la viande, quelle qu'elle soit ; depuis ceux qui s'imaginent que le sang qui en sort va sans transformation augmenter la masse de celui qui circule dans leurs vaisseaux, jusqu'à ceux qui raisonnent moins sur leurs appétits et se bornent à leur donner pour unique excuse le précepte suivant : « Plus la viande est incuite, plus elle est saine et fortifiante. »

Cette catégorie est aussi très-nombreuse, et l'on peut dire que les personnes qui la composent se nourrissent aussi bien que les précédentes de chair crue ; car la plupart du temps il n'y a que la surface des morceaux qu'ils mangent qui soit cuite ; l'intérieur est saignant dans toute l'acception du terme.

A propos du porc trichiné, M. Küchenmeister, M. Herwitz ont institué des expériences pour indiquer à quelle température les parasites habitant la viande que l'on essayait étaient détruits. Il y a dans cette question plusieurs conditions subsidiaires à examiner, comme par exemple le volume du morceau, le genre de cuisson auquel on le soumet, etc...; nous n'entrerons pas dans tous ces détails. Qu'il suffise de savoir que toute espèce de viande, pour être cuite, doit avoir été soumise dans toutes ses parties profondes ou superficielles à une température de 75° au moins.

Nous sommes donc autorisé à dire que ce n'est pas seulement chez certains peuples étrangers, mais que c'est encore en France. à Paris, à Lyon et bien ailleurs peut-être, que l'usage de la *viande de bœuf crue* est très-fréquent.

Nous avancerons de plus que c'est une vérité peu connue des praticiens ; et comme souvent ce genre d'alimentation développe le ténia (Le *tenia mediocanellata* suivant toute probabilité) on comprend pourquoi, bien des fois, on n'indique pas la cause productrice du parasite.

Il on est de même de beaucoup d'auteurs. Grisolle, au chapitre étiologie de son Traité de Pathologie interne (tome II, p. 612, 8° édit.) est muet à ce sujet.

Monneret (Traité élémentaire de Pathologie interne, t. I, page 885) à l'article ténia est un peu plus explicite.

Mais on cherche vainement dans cet auteur l'indication que l'on y cherche.

Dans le guide du médecin praticien de Valleix, revu

(1) Traduction française ; page 682 et 683, t. I.

par M. Lorain, même silence; quant à la cause dont nous proclamons la fréquence, elle n'est pas mentionnée.

Enfin le professeur E. Leudet de Rouen, en signalant l'alimentation des malades qu'il lui a été donné d'observer ne parle que de viande de charcuterie « le plus souvent soumise à une coction plus ou moins prolongée, » de végétaux ; et la viande de bœuf crue n'entre pas en ligne de compte avec la viande de porc comme cause possible d'un ténia quel qu'il soit.

Niemeyer est le seul auteur qui, étudiant les causes favorisant le développement de cet entozoaire, parle des différentes espèces de chair servant à notre alimentation, de celle de bœuf entre autres, et de l'état de crudité dans lequel sa viande est absorbée. Quoi qu'il en soit, il croit à la *rareté* de ses propriétés infectantes.

Il nous est donc permis de conclure que l'influence certaine du *bœuf cru* sur le développement du *ténia* est encore peu connue, et nous croyons pouvoir affirmer que, si des cliniciens consommés comme ceux que nous venons de nommer eussent été prévenus de cette relation de cause à effet, il leur été possible bien des fois de reconnaître l'étiologie de cet entozoaire.

Un second avantage en serait probablement résulté : c'eût été la tentative de caractériser l'espèce de ténia auquel ils avaient affaire dans les circonstances différentes qui amenaient sa génération.

Il est facile de prévoir d'après ce qui précède que certaines *professions*, telles que celles de boucher, charcutier, cuisinier, aubergiste, exposent ceux qui les exercent à contracter le ténia. Souvent en effet ils tiennent entre leurs dents le couteau qui leur sert à dépecer leur viande, à certains moments de leur opération.

L'État de pureté des eaux servant de boisson, la nature

des corps qu'elles tiennent en suspension, ont beaucoup occupé les hygiénistes. La filtration est une nécessité à laquelle presque tout le monde obéit, il est vrai, mais que chacun sans exception devrait reconnaître.

Une fois, M. Küchenmester a trouvé des cysticerques dans de l'eau dont un charcutier s'était servi pour laver des saucisses. Il est probable que ce fait n'est pas exceptionnel, eh bien ! si au sortir du réservoir où cette eau s'est rendue, elle est absorbée sans avoir été filtrée, il y a gros à parier que la graine germera dans les intestins de celui qui s'en sera abreuvé et qu'on verra bientôt le ténia s'y développer.

L'âge, l'hérédité. le pays prêtent à quelques considérations : Nous allons en parler en peu de mots.

Jusqu'à ces dernières années, on admettait comme excessivement rare la présence du ténia chez les enfants. On a pu voir quelques lignes plus haut que l'on était revenu de cette opinion.

Cet entozoaire en effet se rencontre chez de tout jeunes sujets aussi bien que chez l'adulte, quand ils sont mis dans les mêmes conditions de vie que ces derniers.

L'hérédité de cet helminthe, comme de beaucoup d'autres a été bien constatée (1). Il serait peut-être difficile, dans l'état actuel de nos connaissances, de l'expliquer d'une façon que tout le monde veuille bien admettre.

Dans notre première partie, nous nous sommes un peu étendu sur ce sujet.

Le nouveau point d'étiologie sur lequel nous espérons

(1) Le D\u02b3 Erza Palmer découvrit, en 1842, le ténia à taches jaunes dans les fèces d'un enfant de neuf mois, d'une santé florissante, nourri depuis l'âge de six mois, époque à laquelle on l'avait sevré, de la nourriture qui convient à son âge. (Moquin-Tandon.)

avoir contribué à fixer l'attention impose des obligations nouvelles à l'administration.

Il serait nécessaire que l'on exerçât dans les marchés et abattoirs de bêtes à cornes la surveillance éclairée et efficace dont les abattoirs de porcs sont déjà l'objet.

Malheureusement on est loin d'être aussi avancé sur les maladies parasitaires du bœuf que sur la ladrerie du porc, et l'on ne connaît aucun signe qui puisse permettre de reconnaître les bêtes malades.

J'ai consulté plusieurs fois à ce sujet, aux abattoirs de Villejuif, les bouchers et les garçons, aucun ne m'a signalé la moindre relation entre la présence des vers vésiculaires et certains états maladifs. Plusieurs d'entre eux au contraire m'ont déclaré que c'était sur les plus beaux sujets qu'on trouvait, en les débitant, des *poches d'eau (sic)*, non-seulement dans le foie, ce qui paraît-il, est d'une fréquence journalière, mais encore dans une partie profonde de la masse musculaire de la fesse qu'ils appellent *gîte à la noix*.

On comprend l'importance de cette dernière donnée, car elle seule peut expliquer, jusqu'à un certain point, comment le couteau, venant à ouvrir ces hydatides, leur contenu peut se répandre et contaminer les parties voisines qu'en termes de boucherie on appelle la *tranche*, le *romsteck*, etc., eh bien, c'est précisément dans ces morceaux que l'on taille le plus souvent les biftecks.

Mais nous le répétons, il n'y a aucun signe qui permette jusqu'à présent de découvrir, quand l'animal est sur pied ou même abattu, l'indice de la maladie.

M. Livois (1) avait déjà dit « — J'ai eu occasion d'exa-

(1) E. Livois.—Recherches sur les échinocoques chez l'homme et chez les animaux. Thèse. Paris, 1843.

miner, aux abattoirs, une grande quantité de bœufs, de
vaches, de veaux, de moutons, et j'ai pu me convaincre
que le développement des vers vésiculaires chez ces animaux n'avait pas, en général, sur eux, l'influence fâcheuse
qu'on lui attribue ; ils ne m'ont jamais paru, dans ce cas,
ni amaigris, ni d'une constitution détériorée. »

Nous sommes donc forcé de recommander la surveillance, sans malheureusement pouvoir en ce moment donner des conseils pour la diriger.

OBSERVATION PREMIÈRE.

Usage de la viande de bœuf crue. — Ténia. — Changement de
régime.—Cessation des accidents (?)

Bourdon, 48 ans, boulevard de la Villette, 173, né à
Puisieux (Pas-de-Calais), a été soldat, mais n'a jamais
voyagé en pays étranger. Il habite Paris depuis 1848.

Depuis 1862, époque à laquelle il habitait Batignolles
jusqu'en 1868, il a mangé de la viande de bœuf crue, et
voici comment : il avait été engagé, un soir qu'il était en
retard pour rentrer dîner chez lui, à partager le repas
d'un de ses camarades, repas qui se composait, ce soir-là,
comme du reste la plupart du temps, d'un bifteck littérale-
ment cru et saupoudré de sel et de poivre. Le premier
moment de surprise passé, il céda aux instances de son
amphytrion et consentit à juger par lui-même de la déli-
catesse du mets si hautement vanté. Il ne fut pas, à ce
qu'il paraît, fâché de son essai, car, à son retour, il promit
à sa femme et à sa petite fille un régal pour le lendemain.

Pendant six ans, toute la famille : mari, femme et enfant, firent leurs délices de viande de bœuf crue, néanmoins le mari en mangeait habituellement, s'en nourris-

sait, tandis que sa femme et son enfant n'en prenaient qu'exceptionnellement, quand ils étaient trop pressés pour préparer leur repas, bien que ce genre de nourriture ne leur répugnât pas le moins du monde, au contraire ; du reste, ce mode d'alimentation avait, outre son côté séduisant, deux avantages pour eux, il était expéditif et économique.

C'est pendant les derniers jours d'été de l'année 1867 que commencèrent les accidents dont on va lire l'énumération. Ces accidents ne se manifestèrent ni sur sa femme ni sur son enfant, mais B... avait perdu l'appétit ; quand par habitude, plutôt que par besoin, il faisait un repas, il éprouvait des pesanteurs à l'estomac (sic), des étouffements ; les douleurs ne suivaient pas seulement les repas, elles les précédaient aussi ; mais, dans ce dernier cas, elles étaient souvent remplacées par de petites coliques, dont l'intensité, qui ne dépassait jamais une certaine limite, subissait quelques variations. Un amaigrissement assez notable résulta peu à peu de ces désordres des fonctions digestives.

De fréquents étourdissements et une obnubilation passagère et incomplète de la vue étaient les seuls symptômes sympathiques qu'il me signala.

Au mois de janvier 1868, de l'élixir de longue vie pris sur le conseil d'un médecin lui firent rendre 7 à 8 mètres de ténia. Les accidents continuant, il prend du kousso et rend de nouveau 12 mètres de ténia. B... va consulter à l'Hôtel-Dieu (c'est là que nous l'avons observé au mois de novembre 1868). Notre attention étant déjà appelée en ce moment sur les inconvénients et dangers de l'usage de la viande de bœuf crue, nous avons fait à cet homme quelques recommandations sur son régime, qui l'ont beaucoup étonné et que ne lui avaient pas faites ni les médecins qu'il avait consultés auparavant, ni ceux qu'il a consultés depuis, comme il nous l'a déclaré, lorsque nous sommes allé au mois de mars 1869 l'interroger sur son état.

A cette époque, nous avons appris qu'après avoir été tout d'abord plus malade, sa santé se serait par la suite peu à peu améliorée ; que depuis notre avertissement il avait cessé et interdit aux siens l'usage de la viande de de bœuf crue et qu'enfin il avait recouvré la santé.

OBSERVATION II.

Habitude de manger de la viande de bœuf crue. — Ténia. —
Expulsion par le kousso.

Il est parvenu à notre connaissance qu'un sculpteur habitant Montrouge avait contracté, entr'autres mauvaises habitudes, celle de manger de la viande de bœuf à peine cuite, on peut dire crue.

Il se réunissait à plusieurs amis dont je n'ai pu découvrir la trace et, formant ainsi une petite cohorte de cannibales, pour ainsi dire, ils se rendaient chez un boucher, leur ami, pour dévorer quelques tranches de bœuf auxquelles on n'avait fait que montrer le feu.

Sa mère ne mettait pas de fois le pot au feu qu'elle ne suspendît au couvercle de la marmite un morceau de viande qu'elle retirait au premier bouillon (sic) pour complaire aux goûts carnassiers de son fils.

Après être tombé dans un état repoussant de maigreur et souffert longtemps de troubles digestifs par lesquels se manifeste de coutume la présence du ténia, sans se douter le moins du monde de la cause de sa maladie, il consulta un médecin qui lui défendit de se livrer à son goût singulier et le débarrassa par le kousso de plusieurs mètres de ténia.

Nous n'avons aucun renseignement sur l'espèce du vers rendu.

OBSERVATION III.

Usage fréquent de jus exprimé de bœuf cru.— Ténia (1).

Le 1er mai 1868 entre à l'hôpital Necker, salle Sainte Adélaïde, numéro 34, la nommée A. V., âgée de 28 ans, journalière. La malade raconte, le jour de son arrivée, que, depuis trois ans environ, elle rend par l'anus, sans efforts de défécation, des cucurbitains, qu'elle sent ramper sur les parties voisines de l'anus.

Interrogée pour savoir si elle a mangé du porc ladre, elle dit ne manger que peu ou point de charcuterie, et jamais de cochon cru, pas plus que d'autres viandes. Mais, dans les jours suivants, elle confesse une singulière habitude. Toutes les fois qu'elle va à la boucherie, en arrivant chez elle, elle prend sa viande toute crue, en exprime le jus qu'elle recueille dans un verre et le boit, séance tenante. La viande qu'elle traite ainsi est de *la viande de bœuf*.

La malade n'a pas de vomissements, pas de coliques, mais parfois des démangeaisons à l'anus ; elle accuse surtout des vertiges assez violents et assez fréquemment répétés.

La vue n'a pas été modifiée. L'appétit est exagéré ; la malade est mise, le 2 mai, sur sa demande, au régime des faméliques.

Les 3 et 4 mai, plus de cucurbitains dans les garderobes. Diète absolue et 30 grammes d'huile de ricin.

(1) A.-J. Lebail.—Thèse. Paris, 1869.

Le 5 mai à quatre heures du matin, on lui donne une dose de 35 grammes de feuilles de kousso. Vers huit heures du matin, expulsion d'un fragment de ténia mesurant 5^m 05. La tête n'a pas été rendue, ou du moins elle n'a pas été retrouvée dans les selles.

OBSERVATION IV.

Usage de viande de bœuf crue. — Ténia. — (Delpech.)

B...., âgé de 28 ans, ferblantier, est entré au n° 16 de la salle Saint-Ferdinand, à l'hôpital Necker, le 21 mai 1864. C'est un homme d'une bonne apparence et qui n'a jamais été malade. Toutefois, depuis longtemps, il est atteint de céphalalgie fréquente et d'une douleur habituelle dans le côté gauche. *Il a une singulière habitude, qui est celle de manger de la viande crue. Il ne se rappelle pas avoir jamais mangé de porc à cet état, mais très-ordinairement du bœuf.* Il y a quelques années, il voyageait de ville en ville, et il lui arrivait souvent d'acheter des *beefteacks crus et de les manger en route sans aucune préparation.* Il est maintenant à Paris depuis plusieurs années, et il recourt fort rarement à ce mode d'alimentation.

Il y a deux ou trois ans, il s'aperçut pour la première fois qu'il rendait des petits fragments de ténia. Il en a expulsé jusqu'à quarante sans se douter de ce que ce pouvait être. Il y a trois mois, après avoir pris des bombons purgatifs de Duvignon, il en a rendu deux fragments de 30 centimètres environ.

Sur le conseil d'un médecin, il prit environ 50 grammes de racine de grenadier, et il rendit en deux fois un morceau de 2 mètres. Il a conservé un fragment de 15 centimètres environ qn'il apporta. Des recherches faites avec quelque soin n'ont pu faire découvrir la tête du ténia.

Comme la céphalalgie et la douleur de côté persistent. le malade ne se croit point guéri. Je lui donne une première fois 20 grammes, une seconde fois 30 grammes de kousso, avec les précautions ordinaires de diète préalable et de purgations consécutives. On ne trouve dans les évacuations aucune trace de ténia, et le malade demande à sortir le 4 juin.

Le fragment était suffisant pour établir qu'il venait d'un ténia ; mais il m'a paru impossible d'en déterminer l'espèce.

OBSERVATION V.

Habitude de manger de la viande de bœuf crue.—Ténia.—
Expulsion par le kousso (1).

J'ai pu examiner en ville une dame de 28 ans, Mme H. B..., coloriste, demeurant rue Saint-Martin. Cette personne est un peu anémique ; quoiqu'en la voyant on puisse, au premier abord, lui accorder une santé parfaite. Elle a des palpitations de cœur dès qu'elle monte un escalier ; bruit de souffle au cœur et dans les vaisseaux du cou.

Cette dame soupçonne depuis 4 ou 5 ans qu'elle est atteinte d'une maladie dont elle ne reconnaît pas bien la nature ; mais ce qu'elle sait, c'est que depuis ce temps elle ressent dans sa santé des troubles auxquels elle ne fut jamais accoutumée.

Elle est prise de fréquents vertiges, d'éblouissements, bourdonnements d'oreilles ; fréquemment aussi elle a des nausées, quelquefois des vomissements. Elle me signale, presque

(1) Lebail.—Loco citato.

sans que je le lui demande, une sensation de reptation du côté de l'épigastre. Le ventre est ballonné à certains moments et ferait croire, dit la malade, qu'elle est enceinte. Elle est tantôt constipée, puis tantôt elle a de la diarrhée s'accompagnant de coliques assez vives qui durent pendant plusieurs jours et siégent surtout au niveau de l'ombilic. Son appétit est excessivement bizarre ; elle prend avec une extrême facilité tel ou tel aliment en dégoût et se passionne pour un autre ; elle a une appétence toute particulière pour la viande crue : ainsi, quand elle mange un beefsteak, ce qui lui arrive presque tous les jours, elle lui fait seulement voir le feu ; c'est sa propre expression. Quelques instants après le repas, il lui arrive quelquefois d'avoir encore faim, et ce n'est qu'avec une gêne extrême qu'elle peut rester longtemps sans manger.

La malade n'a jamais pensé, tant qu'elle n'a eu que ces symptômes, à l'existence d'un ténia dans son intestin. Ce n'est qu'il y trois mois environ, qu'elle a été un peu édifiée sur son état par l'émission de deux fragments d'un ver rubané, qui, réunis, pouvaient mesurer une longueur de 1^{m}, 50.

Ayant eu tout récemment occasion de me trouver en rapport avec cette dame, qui m'avait été signalée comme portant un ténia, je l'ai interrogée et j'ai obtenu, outre ce que j'ai déjà dit, les renseignements suivants :

Elle ne mange jamais de charcuterie ; en fait de porc, elle n'aime qu'un ragoût composé de tranches de lard un peu grasses et cuites avec des pommes de terre.

Elle accuse des démangeaisons très-fréquentes du nez. Les démangeaisons à l'anus sont en quelque sorte continuelles et fort désagréables pour la malade.

En somme, dans cette observation, que j'ai recueillie moi-même, et chez une personne qui n'avait aucun intérêt à me tromper, j'ai pu constater que la malade n'a mangé du cochon cru qu'à son insu, si elle l'a fait; mais qu'en revanche, *elle se nourit pour ainsi dire exclusivement de viande de bœuf qu'elle mange crue ou à peine cuite.*

Le lundi 14 décembre, je tente de débarrasser la malade de son ténia; et pour cela je lui recommande de manger peu; le mardi 15, diète absolue et purgation avec 30 grammes d'huile de racin; garde robes nombreuses pendant toute la journée; la malade est très-fatiguée le soir et demande à manger; mais elle consent cependant à garder la diète. Le mercredi 16, prise de 25 grammes de fleurs de kousso. Deux heures après, deux selles; au bout de quatre heures, 30 grammes d'huile de ricin; la malade a une nouvelle selle et rend un fragment de ténia mesurant un mètre. Ce fragment, que j'ai observé le lendemain. présentait une extrémité excessivement déliée qui était certainement voisine de la tête, mais je n'ai pas vu celle-ci.

17 décembre, la malade n'a pas été incommodée par la dose de kousso prise la veille.

A. Parent, imprimeur de la Faculté de Médecine, rue Mr-le-Prince, 31.

www.ingramcontent.com/pod-product-compliance
Ingram Content Group UK Ltd.
Pitfield, Milton Keynes, MK11 3LW, UK
UKHW022313120726
13694UKWH00004B/1414